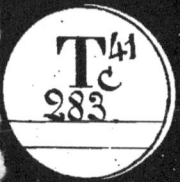

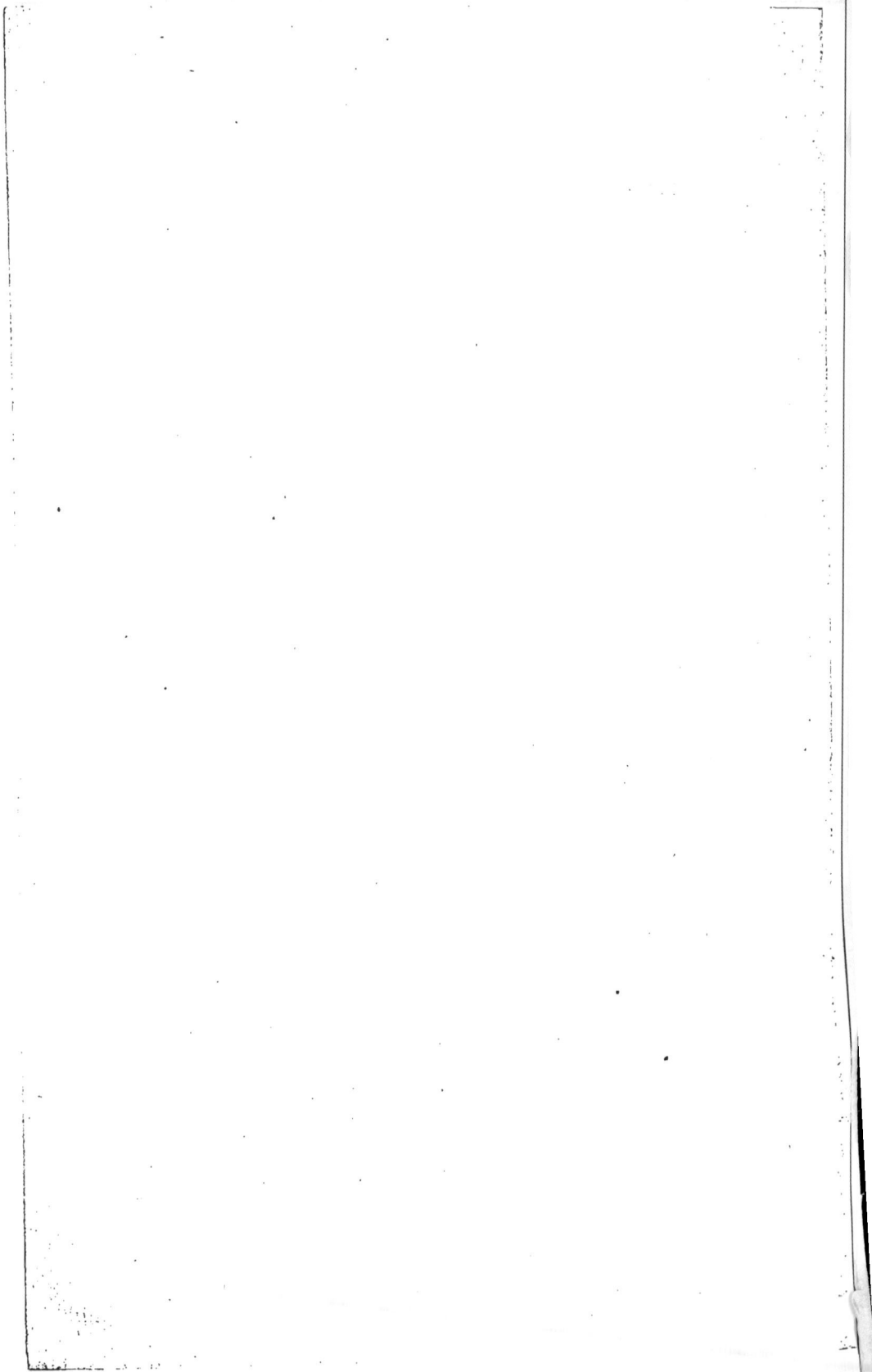

L'EAU POTABLE

A LYON

PAR

Le Docteur X. DELORE

Ex-Chirurgien en chef de la Charité.

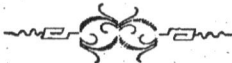

Mémoire présenté à la Société nationale de Médecine.

LYON

ASSOCIATION TYPOGRAPHIQUE

F. PLAN, RUE DE LA BARRE, 12.

1892

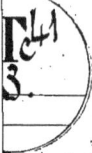

L'EAU POTABLE

A LYON

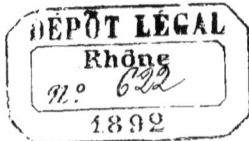
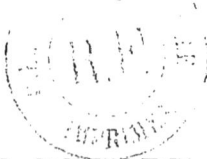

PAR

LE DOCTEUR X. DELORE

Ex-Chirurgien en chef de la Charité.

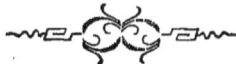

Memoire présenté à la Société nationale de Médecine.

LYON

ASSOCIATION TYPOGRAPHIQUE

F. PLAN, RUE DE LA BARRE, 12.

1892

L'EAU POTABLE A LYON

Le 14 juillet 1892, il s'est passé un fait digne d'attention. Pendant toute la journée les robinets de la Compagnie ont distribué dans tout Lyon de l'eau horriblement troublée et tout à fait imbuvable et de plus, dans le quartier de Perrache, les puits des particuliers débitaient une eau semblable. D'où provenait ce trouble dans des proportions inusitées? Évidemment des eaux de l'Arve, souillées deux jours auparavant par l'effroyable cataclysme de Saint-Gervais et qui venaient d'arriver à Lyon ; et en effet, de mémoire d'homme, on n'avait vu les eaux de notre fleuve si sales et si boueuses.

Ce fait démontre une fois de plus combien l'action filtrante des puits des galeries de Saint-Clair est incomplète et combien il est imprudent de leur confier la santé d'une population aussi dense que celle de Lyon. Cherchons maintenant à nous rendre compte des phénomènes intimes qui ont amené ce double résultat, bizarre au premier examen.

Le 14 juillet, jour de la fête nationale, succédait à une période de sécheresse extraordinairement prolongée, et précisément à cause de l'affluence de la population des campagnes et des besoins plus grands du service municipal, la nappe souterraine qui alimente la ville a été abaissée outre mesure, de telle sorte que l'eau du Rhône a envahi l'emplacement, ordinairement occupé par cette nappe souterraine, qui ne se trouvait plus en état de lui faire contre-poids ; quoique le niveau du fleuve n'atteignit pas les bas-ports, tout le sous-sol lyonnais a été envahi par lui. Si l'eau du Rhône eût été limpide, on ne se serait pas douté de cette substitution, mais elle était atrocement sale, et tout le monde a pu constater que la prétendue filtration de Saint-Clair est un leurre. Heureusement les flots du Rhône charriaient les détritus inoffensifs des montagnes de la Savoie, et nul que je sache, n'a été incommodé par les ingurgitations que ce jour là commandaient la chaleur et la fête populaire! Mais il y a là un danger permanent, et la souillure peut aussi bien provenir des déjections des typhiques, ou des cholériques, ou de la putridité cadavérique. La question, au point de vue hygiénique, me paraît donc digne d'un examen attentif et justifier les quelques considérations qui vont suivre.

On fait constamment l'apologie de l'eau de notre beau fleuve; on dit qu'il n'y en a point de supérieure! Si on la compare à celle des autres cours d'eau de notre région, je me range volontiers à cet avis. Mais si on la considère comme eau potable, aucun hygiéniste ne soutiendra cette idylle. A-t-on jamais bu de l'eau du Rhône? Je ne le crois pas. L'eau qu'on nous distribue à Lyon n'est pas de l'eau du Rhône pure, je m'expliquerai tout à l'heure à cet égard.

Plusieurs ont semblé satisfaits des résultats que donne actuellement le système qui fonctionne à Lyon. Cependant on connaît tous les déboires qu'il a causés à la ville et à la compagnie.

La principale difficulté a toujours été de fournir une quantité d'eau suffisante; aussi dans les jours de grande détresse, on donnait accès dans les galeries à l'eau du Rhône dans toute sa pureté. Cet expédient n'ayant pas été toléré on multiplia les puits avec un succès médiocre; on établit ensuite neuf puits Prunier de 8 mètres de profondeur; ils étaient destinés à puiser l'eau dans la nappe profonde, qui est séparée de la superficielle par une couche imperméable à la profondeur de 6 m. 60; le résultat fut déplorable, puisque la quantité d'eau fut moindre.

Pour augmenter la fourniture le système actuel n'a donc comme ressource que de traverser le Rhône pour établir des puits sur la rive gauche ou de remonter le long de la rive droite et d'aller chercher du côté de Miribel la nappe souterraine qui provient probablement du marais des Échets.

On objectera que le plateau est incliné à l'ouest et que le marais des Échets se déverse dans la Saône à Fontaine ; je ne nie point ce fait. Toutefois de ce côté on trouve autant de saillies de terrain qui dépassent 300 mètres d'altitude, que du côté de l'est, où l'on constate de nombreuses sources qui se déversent vers Miribel. L'inclinaison principale du terrain se fait plutôt vers le nord-est, où coule la Sereine, dont les crues causent de si fréquents dégâts près de Montluel.

Les divers moyens dont je viens de parler paraissent présenter des inconvénients, car on n'a pu se décider encore à les mettre en pratique, malgré l'insuffisance notoire de la fourniture qui s'élève à peine à 40,000 mètres cubes, si l'on en croit certains renseignements.

Si au moins l'usine de Saint-Clair rachetait cette pénurie par des eaux irréprochables ! Il n'en est rien. L'eau est louche en tout temps. D'après M. Roux, directeur du Laboratoire municipal, l'eau du Rhône, quand le fleuve est très gros est plus incomplètement encore filtrée. Elle passe à travers des renards ou fissures, et alors non seulement elle est trouble, mais elle contient des milliards de bactéries, qui proviennent suivant lui des mares adjacentes ; je crois qu'elles pourraient bien provenir aussi du lavage de la terre végétale par les pluies d'orage et du revêtement microbien qui est brusquement entraîné dans les réservoirs quand se produisent les fissures dont j'ai parlé.

On ne doit point s'étonner du fait quand on aperçoit de magnifiques poissons qui paraissent habiter avec plaisir les cavités de ces réservoirs et que j'ai vus plus d'une fois s'échapper par le robinet de ma cuisine !

M. Roux a fait encore une remarque de la plus haute importance et féconde en déductions pratiques ; il a observé que le trajet du réservoir de Saint-Clair au robinet suffit pour décupler le nombre de microbes contenus dans l'eau après sa filtration ; au début elle en contient 70 par centimètre cube et chez l'abonné 700. L'indication élémentaire est donc d'empêcher toute stagnation, soit dans les réservoirs, soit dans les conduits. Mais de cette constatation découle un autre enseignement : plus le trajet sera long entre le point de départ et le point d'arrivée et plus la pullulation des micro-organismes sera activée.

M. Roux va plus loin ; il croit que plus une eau est pauvre en microbes au point de départ, et plus elle est apte à en acquérir une forte proportion pendant son trajet ; en un mot elle possède une plus grande capacité pour parvenir à la teneur microbienne qui lui est propre. La conclusion de cette assertion étrange, c'est qu'il est inutile de s'appliquer à obtenir une eau d'une pureté absolue. Je ne puis accepter sans protester une assertion aussi paradoxale, mais néanmoins je crois prudent de multiplier les réservoirs le moins possible sur le trajet de la prise d'eau, et de réduire la capacité de ceux qui seront reconnus indispensables.

Ce qui dénote l'infériorité de l'eau de la Compagnie, c'est que dans beaucoup de ménages on la purifie au moyen du filtre Chamberland.

Des ingénieurs appellent filtration naturelle celle qui se fait à Saint-Clair ; ce n'est pas la nature qui l'a installée, donc c'est une filtration artificielle. On a voulu copier les procédés de la nature, mais c'est une reproduction infidèle.

Permettez-moi quelques réflexions sur les filtrations artificielles.

Quand on veut filtrer l'eau d'un fleuve on creuse sur les bords une galerie ou un puits ; au moyen d'une puissante aspiration on produit ensuite une dénivellation. A ce moment il y appel de l'eau du fleuve et de la nappe souterraine, qui se mélangent pour former une eau mixte. L'eau de la nappe souterraine est parfaitement filtrée. car elle provient d'un filtre naturel. L'eau du fleuve l'est incomplètement, et d'autant moins que la couche de graviers qu'elle traverse est moins épaisse et que la dénivellation est plus accentuée; aussi la filtration laisse passer des microbes; on dit qu'elle en retient une notable proportion, c'est là une hypothèse, car on ignore complètement quel est l'apport proportionnel de la nappe. Belgrand et Fodor auraient dit que toute l'eau était fournie par elle; il est bien évident que c'eût été une erreur, puisqu'il y a des microbes dans l'eau mixte et qu'il n'y en a pas dans l'eau de la nappe. Gruner et Thiern ont établi que là où les galeries réussissent, c'est qu'on est tombé sur une nappe souterraine très riche. Comme les fleuves occupent toujours les parties les plus déclives d'une région, c'est vers leur lit que se dirigent les eaux souterraines, et c'est près de leurs bords qu'on a le plus de chances de rencontrer des sources abondantes.

Dans la plupart des projets proposés pour l'irrigation de notre ville, on n'a eu qu'un seul objectif, c'est la filtration des eaux du Rhône par un procédé que j'appelle artificiel ou mixte.

Voici les reproches qu'on peut faire à ces projets:

On ne connaît pas le pouvoir filtrant des bancs de gravier; on ne sait pas quelle est leur constitution et la proportion de galets et de sable fin qu'ils contiennent; la preuve que leur fonctionnement est vicieux, ce sont ces renards qu'on constate souvent; cette eau trouble qu'ils débitent quelquefois et ces microbes qu'ils laissent passer en tout temps. Si on prend quelques filets d'eau au fleuve à travers une mince couche de sable, le filtre se pénètre bientôt d'impuretés, il s'encrasse rapidement, à tel point qu'on a prétendu que la végétation microbienne devenait par son feutrage un agent de purification du liquide aqueux. Le nettoyage de ces bancs de gravier est impossible; leurs fissures sont difficiles à surveiller et surtout à réparer; ils ne présentent pas les conditions de stabilité et de permanence qu'on est en droit de rechercher pour une bonne eau potable. En multipliant le nombre des puits ou l'étendue des galeries filtrantes, on n'est jamais sûr d'obtenir la quantité d'eau projetée, car on ignore le débit de la nappe souterraine; dans certains points

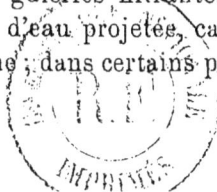

deux ou trois puits suffisent pour l'épuiser et il est inutile d'en construire un plus grand nombre. Toutefois, il serait excessif de soutenir que l'eau des fleuves n'alimente jamais les nappes souterraines ; ce qui vient de se passer à Lyon est là pour démontrer le contraire ; l'Albarine qui disparaît à Ambérieu, et l'Ain qui s'infiltre à l'embouchure du Riez, montrent bien que toutes les fois qu'un terrain perméable est dans des conditions de déclivité suffisante, l'eau d'un fleuve ou d'une rivière peut le pénétrer. Il est possible qu'on observe pareille chose pour le Rhône à Villeurbanne, mais ce n'est pas scientifiquement prouvé.

Les projets qui proposent de filtrer l'eau d'un fleuve, par des puits ou des galeries, renferment encore une inconnue redoutable au point de vue de la qualité. Au dire des ingénieurs compétents, ils devront s'étaler le long des plages sur une longueur de 8 ou 10 kilomètres, si l'on exige 200,000 à 300,000 mètres cubes par jour. Avec une pareille longueur on a beaucoup de chances de tomber sur des couches marneuses qui donneront à l'eau des propriétés malsaines.

Il est un autre genre de filtre encore plus défectueux. En Angleterre, en Allemagne, les grandes villes privées de bonne eau potable amènent de l'eau de rivières dans de vastes bassins de décantation ; elles lui font ensuite traverser plusieurs filtres de sable avant de la livrer à la consommation. Ces filtres sont remaniés à tour de rôle quand l'examen microscopique démontre qu'ils ne fonctionnent plus. Il faut n'être pas difficile ou se trouver au dépourvu pour se résoudre à employer des moyens aussi dispendieux et aussi désagréables ; heureusement que nous n'en sommes pas encore là, et que nous ne serons pas obligés d'imiter Berlin, Hambourg, Varsovie ou Londres.

Quelque soin que l'on apporte à l'entretien de ces filtres ils donnent des résultats médiocres. A Londres, d'après Frankland, ils laissent passer des myriades de microbes ; à Berlin, ils n'ont pas retenu les semences du crénothrix.

Il serait contraire à la vérité de dire qu'il est impossible d'obtenir de l'eau pure par les procédés artificiels. Grâce aux perfectionnements apportés par Lind on a obtenu de très beaux résultats à Varsovie. L'eau de la Vistule qui contient 177,000 microbes, n'en renferme que 66 après filtration et quelquefuis même 0. La Sprée, à Berlin, en a 11,000 avant et 78 après. Le service sanitaire rejette la fourniture quand le chiffre atteint 150. Ces résultats nous étonnent peu après les expériences de Falk et Soyka ; mais on ne peut les obtenir qu'au prix de dépenses et de soins minutieux non interrompus qui évidemment ne peuvent être continués longtemps et sur une grande échelle.

L'insuffisance de la filtration artificielle est de notoriété publique. En voici une nouvelle preuve, que je trouve dans les *Comptes-rendus de l'Académie de médecine*. Le 12 juillet 1892, M. Cornil lit un travail de M. Babès, dont voici les conclusions : « La filtration de l'eau en grande masse pour l'alimentation des villes offre de grands inconvénients. Les filtres à sable laissent à désirer, ne donnent pas des garanties, et avec eux on n'obtient jamais une eau stérile. »

« Pour remédier à cet inconvénient, M. Babès propose de faire passer l'eau dans des appareils dans lesquels la limaille de fer se trouve en contact avec un courant d'air, etc. » Encore une expérience de laboratoire !

Les filtres naturels procèdent d'une façon radicalement différente de ceux que disposent les ingénieurs hydrauliques. Je ne veux point décrire leur mode de fonctionnement ; j'insisterai seulement sur le fait essentiel de la lenteur avec laquelle les gouttes de pluie pénètrent le terrain perméable avant de se collectionner pour former la nappe souterraine. Pendant ce cheminement, où la pesanteur est seule mise en jeu, l'eau se dépouille de toutes les particules en suspension, et les substances organiques subissent une oxydation qui les détruit ; on a attribué ce phénomène à l'action du microbe de la nitrification, mais il y a encore un autre élément de purification, c'est l'*adhésion* de certaines substances dissoutes avec les grains de sable. Falk et Soyka ont en effet démontré qu'un liquide contenant des substances organiques actives en était privé par une filtration très lente à travers du sable.

C'est ainsi que des solutions de morphine, de strychnine et d'atropine ont perdu leur pouvoir toxique. C'est par une propriété du même ordre que le charbon décolore les liquides.

C'est dans les nappes souterraines qu'on s'alimente depuis l'origine du monde. C'est donc une tradition à laquelle il ne faut pas toucher à la légère, d'autant plus qu'elle repose, à mon avis, sur des bases sérieuses. En cela, comme en beaucoup de choses, le changement n'est pas un progrès. La science des hygiénistes modernes confirme, du reste, l'opinion ancienne ; ainsi, le Congrès des hygiénistes allemands a adopté la formule suivante : *On ne doit recourir à une autre eau que si l'eau de source est impossible.*

L'eau parvenue dans les profondeurs du sol des campagnes désertes est à l'abri de toute contamination, car là ne vit aucun être ni végétal ni animal. Le filtre employé par la nature présente les conditions de stabilité indispensables pour l'alimentation d'une grande agglomération d'individus; il ne s'encrasse jamais, puisque l'eau de pluie lui fait des emprunts et ne lui fait aucun apport; il peut fonctionner indéfiniment ; si le sol est de bonne qualité, l'eau ne s'altère et ne change jamais, d'autant plus qu'elle est soumise à un mouvement continu dont la vitesse varie de 0 m. 70 cent. à 166 mètres en vingt-quatre heures, comme dans la plaine de Strasbourg. La lenteur du mouvement permet à l'eau de se minéraliser, ce qui est une condition de digestibilité de premier ordre. Elle doit renfermer du bi-carbonate de chaux, du silicate de potasse et du chlorure de sodium d'après Dupasquier, dont les travaux font autorité dans la matière.

Toutes ces conditions sont indispensables pour obtenir une bonne eau d'alimentation ; de tout temps, les médecins ont émis un avis unanime à cet égard ; à cela il n'y a rien d'étonnant ; ils attachent donc une grande importance à ses qualités, qui ont à la longue une influence sérieuse sur les habitants, surtout ceux qui ne sont point favorisés des dons de la fortune et qui ont une existence sédentaire. Les ingénieurs au contraire me paraissent plus préoccupés d'amener de grandes quantités et de les utiliser pour l'industrie et l'assainissement des villes. Il y a donc tendance à un conflit d'une façon permanente, je puis le dire ; en effet, une eau de source de première qualité est généralement peu abondante, et une eau très abondante est médiocre.

Ce n'est pas d'aujourd'hui que Lyon tente de s'alimenter aux nappes souterraines qui l'entourent. Si nous jetons un coup d'œil circulaire autour de notre ville, nous constatons que les Romains ont capté les sources du Mont-d'Or, celles du massif de l'Izeron et du Pilat, et enfin celles qui découlent du plateau des Dombes pour se jeter dans le Rhône. M. Terme a patronné le projet d'amener les sources qui, provenant du même plateau, se jettent dans la Saône. Mais personne avant M. Michaud n'avait eu l'idée heureuse de collectionner à notre profit les nombreuses sources qui émergent de la puissante nappe souterraine alimentée par le massif des montagnes du Bugey. Dans un travail remarquable, cet ingénieur distingué a montré tout le parti qu'on pouvait tirer de cet amas d'eau de bonne qualité, placée à 40 kilomètres de Lyon, et capable de fournir d'après une Commission compétente au moins 250,000 mètres cubes par jour. Il a de plus prouvé qu'on pourrait régulariser cet apport au moyen du barrage de l'Ain, vers l'embouchure du Riez. J'insiste sur ce point du projet, qui me paraît d'une importance capitale, car l'insuffisance du débit constitue la plus grande objection qui lui a été faite. Grâce à cette retenue, l'Ain serait un régulateur qui pourrait entretenir dans un état de plénitude constant la nappe souterraine, et empêcher son épuisement dans les périodes de sécheresse. Cette nappe est à une altitude de 234 mètres. Les pluies ne commencent à l'influencer qu'au bout de quatre jours, preuve que le filtre fonctionne suivant les procédés de la nature. Chauveau et Arloing ont démontré que l'eau est dépourvue de microbes ; elle marque 21 à l'analyse hydrotimétrique, et contient à peine des traces de sulfate de chaux. Elle se présente donc à nous avec tous les caractères d'une bonne eau de source. Au moyen d'une limite de protection qu'il a soin d'indiquer, M. Michaud pense qu'on pourrait la préserver de toute souillure.

La conclusion pratique de ces considérations, c'est qu'une double canalisation s'impose à Lyon. Cette idée, depuis un certain nombre d'années, a été repoussée bien loin ; mais voilà que maintenant on y incline insensiblement, sans s'en douter peut-être. En présence des besoins énormes de l'industrie et de la voirie on parle couramment à Lyon de 600 à 700,000 mètres cubes par jour, et comme il est bien évident que cette masse colossale ne sera pas filtrée tout entière et n'a pas besoin de l'être, on ne filtrera que la quantité destinée aux ménages, à laquelle on réservera la canalisation actuelle. Mais alors pourquoi ne pas satisfaire toutes les exigences en puisant aux sources de la vallée basse de l'Ain, l'eau de notre boisson, et au Rhône, l'eau destinée aux autres usages ?

Les Anglais par l'organe de Farr ont combattu le double service, *duplicate service ;* mais les objections me paraissent surtout théoriques, car Londres est desservie par des Compagnies multiples au nombre de cinq. Pourquoi Lyon ne se déciderait-il pas à imiter l'énorme capitale du royaume uni ? Nous avons déjà une canalisation, elle sera incontestablement insuffisante quel que soit le système nouveau qu'on adopte, donc il faut en créer une seconde, c'est le meilleur moyen d'utiliser celle qui existe. De là découle, il me semble, la nécessité pour la ville de traiter avec deux compagnies différentes. Une compagnie unique a tout intérêt à prôner partout qu'une seule eau, quoique douée de propriétés banales, peut suffire à tous les besoins, c'est une plaisanterie pour ne pas dire plus ; qu'on s'adresse donc à deux compagnies : l'une pour l'eau potable, l'autre pour les usages industriels et municipaux, de la sorte le double problème sera résolu à la satisfaction de tous.

Le moment psychologique me paraît venu pour notre Municipalité de trancher la question interminable des eaux de Lyon. En effet, au projet de Jonage, qui bientôt entrera en voie d'exécution, on peut sans notable difficulté adjoindre la fourniture de la voirie ; mais l'eau de nos ménages doit être de l'eau de source, puisque nous avons la bonne fortune d'en avoir à notre porte. Il est de notre honneur et de notre intérêt de nous mettre à l'abri des surprises désagréables comme celle du 14 juillet, qui aurait pu avoir des conséquences funestes et qui doit porter son enseignement! Il faut à tout prix, dussent les fontaines publiques manquer d'eau le jour de la fête nationale, éviter de souiller la nappe souterraine, qui est la propriété de tous, surtout des déshérités qui n'ont pas suffisamment de ressources pour payer leur eau.

Les Parisiens doivent être bien stupéfaits de voir les Lyonnais refuser 250,000 mètres cubes d'eau de source, sous prétexte que cette quantité n'est pas assez considérable, eux qui ont amené à grands frais et de fort loin, 100,000 mètres de la Vanne et 21,000 mètres de la Dhuis, et Dieu sait combien ces eaux sont appréciées. A cause de ses modes d'approvisionnement divers, Paris, comme la plupart des grande capitales, Londres, Berlin, a recours à une double canalisation.

Est-il besoin de revenir sur l'importance de l'eau dans une ville à population dense comme Lyon. C'est un élément de richesse pour l'industrie qui en désire une énorme quantité et qui préfère une faible minéralisation. Ses besoins ne sont donc pas en harmonie avec ceux de la santé humaine qui, pour nous, médecins, priment d'une grande hauteur tous les autres usages.

L'expérience du temps nous a démontré qu'une filtration lente est la première condition d'une bonne eau potable. Aujourd'hui la faveur publique est aux filtrations à grande vitesse; mais la vie aussi marche vite et c'est à enrayer cette tendance funeste que doit s'appliquer l'hygiéniste. Il faut une eau sapide, non fade, d'une fraîcheur uniforme, une eau non microbienne. Je sais bien que la plupart des microbes ne sont pas dangereux ; mais du moment que leur proportion est forte, on peut craindre qu'un certain nombre soient pathogènes.

Dans les villes assainies et abondamment irriguées, on a signalé l'élévation de la moyenne de la vie et une mortalité moindre. Cet argument me touche peu et il est bien fait pour

montrer le défaut de certaines statistiques, car il semble
faire bon marché des nombreuses conditions hygiéniques qui
concourent à ce résultat; je ferai seulement remarquer que
dans les villes on meurt moins parce qu'il y a moins de
naissances et parce que les campagnes y envoient des hommes
jeunes et robustes, mais la natalité est faible ; elles ne peuvent entretenir elles-mêmes le chiffre de leur population, car
leur vitalité est moins énergique.

L'eau, cette essence de la terre, est un facteur important
de la déchéance humaine dans les grandes villes comme
Lyon. Il y a donc quelque utilité à chercher une eau de première qualité pour notre boisson et à réserver pour l'industrie l'eau banale des lacs ou des fleuves.

La prospérité d'une ville est là. Paris se débat pénible-
ment avec des fournitures d'eau insuffisante à tous égards.
Un moment viendra où la souillure d'un des éléments les
plus importants de l'alimentation urbaine sera élevée à un
degré tellement intense que l'accroissement numérique sera
ralenti et même suspendu. Cette triste éventualité est d'autant plus à redouter que le système d'irrigation est plus artificiel et qu'il faut une continuité d'efforts plus grands et
plus intelligents pour le soutenir. Il y a donc de sérieuses
raisons de tenir en méfiance les projets de la sorte.

Mais si, au contraire, une eau pure et abondante arrive
naturellement, l'avenir d'une grande cité est sauvegardé.

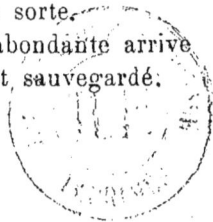

300

www.ingramcontent.com/pod-product-compliance
Lightning Source LLC
Chambersburg PA
CBHW060527200326
41520CB00017B/5151